北京同仁医院
眼科专家写给孩子的
视力书

宋红欣·主编

化学工业出版社
·北京·

眼睛是心灵的窗户，更是我们认知学习的主要输入口。然而近些年，由于学龄前儿童过早地接触电子产品，儿童青少年的课业繁重，成年人的"低头族"生活等种种不良的用眼习惯，使我国有近6亿的近视患者，而儿童青少年的近视率居全球第一。

本书由北京同仁医院眼科医学视光中心的医生撰写，专为担心孩子视力健康的家庭设计，让家长在防控孩子近视的路上，少走弯路，少花冤枉钱。书中涉及24个常见的近视防控误区，18个在治疗近视的过程中普遍存在的疑虑，以及5种简单易操作的视觉训练方法。

防控近视是一项漫长而艰巨的任务，希望本书在力所能及的范围内，为读者带去更多的帮助。

图书在版编目（CIP）数据

北京同仁医院眼科专家写给孩子的视力书/宋红欣主编. —北京：化学工业出版社，2020.6（2024.11 重印）
ISBN 978-7-122-35948-3

Ⅰ.①北… Ⅱ.①宋… Ⅲ.①儿童-视力保护
Ⅳ.①R779.7

中国版本图书馆CIP数据核字（2020）第086519号

责任编辑：丰　华　　马冰初　　　　文字编辑：王　雪
责任校对：边　涛　　　　　　　　　装帧设计：子鹏语衣

出版发行：化学工业出版社（北京市东城区青年湖南街13号 邮政编码100011）
印　　装：天津裕同印刷有限公司
880mm×1230mm　1/32　印张3¾　字数250千字　2024年11月北京第1版第10次印刷

购书咨询：010-64518888　　　　　售后服务：010-64518899
网　址：http://www.cip.com.cn
凡购买本书，如有缺损质量问题，本社销售中心负责调换。

定　价：49.80元　　　　　　　　　　　　　　　版权所有　违者必究

编写人员名单

主　编

宋红欣

副主编

吕燕云　　唐　萍　　刘立洲

参编人员　　　（按汉语拼音排列）

冯　靖　　冯　祎　　傅　佳　　侯　月

王艳霞　　武晶晶　　吴　敏　　周　哲

前　言

　　长久以来，我国儿童青少年如何实现用眼健康一直是被全社会关注的问题。可是现实中，我国儿童青少年的近视情况让人无法乐观。2018 年下半年，国家卫生健康委员会，教育部、财政部共同组织开展了 2018 年全国儿童近视调查工作，该调查是近期覆盖范围最大、年龄层次最全、调查人数最多的一次，得出的数据和结果也更为准确和真实。调查结果显示，全国 6 岁儿童的近视率为 14.5%；小学生近视率为 36%；初中生近视率高达 71.6%；高中生近视率则高达 81%。另外，在小学和初中阶段，近视率随着年级的升高呈快速增长的趋势。小学阶段的近视率从一年级的 15.7% 增长到六年级的 59%；初中阶段的近视率从初一年级的 64.9% 增长到初三年级的 77%。高三年级学生患高度近视（即近视度数高于 600 度）的人数占近视总人数的 21.9%。

　　需要强调的一个事实是，近视是一种不可逆的眼科疾病，对于病理性近视来说，其严重程度会随着时间的推移不断恶化，进而出现各种并发症，高度近视甚至可以最终导致失明。儿童青少年近视会导致远视力下降，在日常生活中频繁出现视疲劳的状况，严重影响儿童青少年的生长发育和对科学文化知识的学习。另外，随着社会发展需要，很多高等院校的一些学科结合自身特点也对考生的视力情况提出了相应的要求：例如任何一眼的裸眼视力低于 1.0 者，不能报考本科的飞行技术、航海技术、消防工程、刑事科学技术、侦查等专业，公安部所属普通高校招生也要求理工类专业的考生其单眼裸眼视力应在 1.0 以上。所以从儿童青少年的未来发展考虑，近视对他们未来的学业及就业都会造成不同程度的影响。因为近视与自己喜爱的专业无缘，可能成为一生的遗憾。

儿童青少年是国家的未来和民族的希望，然而中国作为儿童青少年近视率全球第一的国家，儿童青少年的视觉健康形势极为严峻，已经成为一个关系到国家和民族未来的大问题。2018 年 8 月 30 日，教育部、国家卫生健康委员会等八部门联合印发《综合预防儿童青少年近视实施方案》，首次将儿童青少年近视率纳入政府考核，并强调防控儿童青少年近视需要政府、学校、医疗卫生机构、家庭、学生等各方面共同努力，需要全社会行动起来，共同呵护孩子的眼睛。政府持续重拳出击，将儿童青少年近视防控工作放到了前所未有的高度，以应对我国日益严峻的儿童青少年视力问题。

家庭对孩子的成长至关重要，家长应当积极了解科学用眼护眼知识，以身作则，带动和帮助孩子养成良好的用眼习惯，尽可能提供良好的居家视觉环境。可是因为个人经历以及背景不同，并不是每个家长都能做到正确地引导孩子科学用眼护眼。本书编者作为国家医疗卫生机构的从业人员，对儿童青少年近视防控工作有着义不容辞的责任，编者结合自己多年的理论基础和临床经验，编写出这本小书，就是想从实际出发，积极宣传推广预防儿童青少年近视的视力健康科普知识，帮助家长及社会各界朋友学习了解近视防治，从而更全面地认识到近视危害健康的严重性，最终能正确地引导孩子科学用眼护眼。

希望本书能为我国儿童青少年近视防控工作尽一份绵薄之力。

北京同仁医院眼科医学视光中心常务副主任
宋红欣

目 录

第三章
家长的担忧——近视防控的误区

第四章
怎样才能不近视？近视了怎么办？

第五章
关于视觉功能和视觉训练

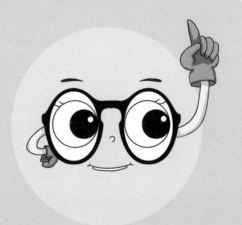

第一章

认识一下
我们的眼睛

一

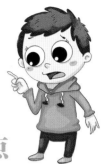

儿童视觉发育的特点

随着生长发育，我们眼睛的各个部位也会发生变化，眼睛会像吹气球一样逐渐变大。刚出生的婴儿，眼球都是又小又短的，有200~400度的远视，光线的焦点聚集在眼球后方，视力处于模糊状态。之后，眼球会随着婴幼儿的生长发育而变大，眼轴增长，角膜曲率变平，晶状体的凸度扁平化，屈光状态从远视趋于正视，也就是达到正常的视力。3岁以后，角膜和晶状体的发育基本稳定下来，眼球最大的变化就是前后径（医生常说的"眼轴"）的增长。部分孩子受先天因素或后天因素的影响，使其屈光状态的发展和眼球各解剖部位的发育不成比例，而产生不同程度的近视或高度远视。

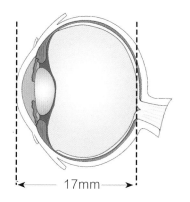

· 婴儿的眼轴 ·

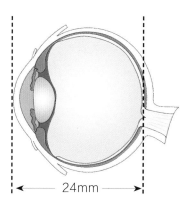

· 成人的眼轴 ·

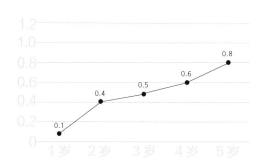

· 儿童视力的变化 ·

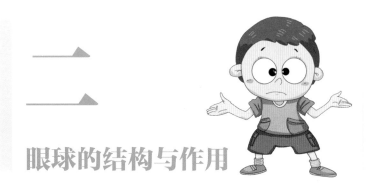

二

眼球的结构与作用

眼球虽然直径只有 24mm 大小，但里面有非常精密的感光系统呦！

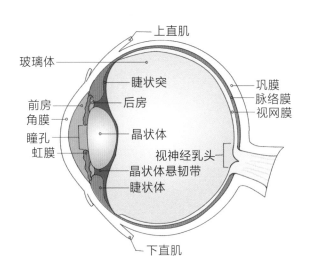

1 水晶门——角膜

　　角膜位于眼球的最前方，占最外层结构的1/6，呈高透明的、薄膜样的横椭圆形结构，像一扇水晶门一样保护着娇嫩的眼睛，其横径为11.5~12mm，垂直径为10.5~11mm。表面遍布着敏感的神经末梢，就像防护罩一样，当外界的小虫子或异物接触到这个"水晶门"的时候，防御系统就会开启，出现眼睑的闭合（眨眼睛）、疼痛、流泪等防御信号。但是，当这座大门受到疾病攻击且未及时治疗时，就会使原本透明的"水晶门"变得灰白，就像蒙上了一层薄纱，看东西就会不清楚了。

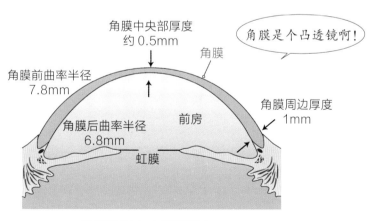

· 角膜的形态（切面观）·

2 眼睛上的"皮肤"——结膜

在我们上下眼睑的内面，也就是眼皮里面和眼球的前面有一层薄而透明的黏膜，就是我们的结膜，它富含血管。按其所在部位可分为三部分：在眼睑内面的部分叫睑结膜，贴在眼球前面的部分叫球结膜，它们的结合部是穹隆结膜。在眼睛闭合时，结膜则形成位于上、下眼睑和眼球之间的囊，称为结膜囊，它能起到保护眼球和便于眼球运动的作用。

3 坚韧的城墙——巩膜

巩膜为眼球最外层后方 5/6 的半圆形结构，前端与"水晶门"角膜相衔接。巩膜质地坚韧，是瓷白色的不透明组织，就像"城墙"一样起到保护的作用，不过它具有一定弹性，不像真的城墙那样硬硬的。当受到先天性因素或后天性因素的影响时，会引起巩膜质地异常、巩膜代谢紊乱，就会造成巩膜变薄，从而不能承受眼内压而扩张，引起眼球形态发生畸变。另外，如果巩膜内胶原分子的联合受到影响，巩膜也会变得脆弱而容易扩张，形成近视状态。所以巩膜胶原的变化与近视的发生密切相关。

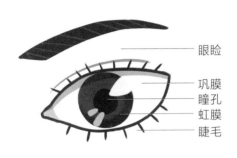

· 巩膜示意图 ·

4 能变化的火山口——虹膜、瞳孔

在角膜的后面有一个像"火山"似的结构，由丝状、亚麻布状、网状等放射状纤维紧密形成，呈现不同颜色，有蓝色、褐色、棕色等，它就是虹膜。每个人的虹膜都是不同的，具有生物特征的唯一性，就像指纹一样，独一无二，可以用于身份的识别。这个"火山口"呈圆形，可以根据光线的强弱发生改变，这就是瞳孔，光线强时瞳孔变小，光线暗时瞳孔变大。

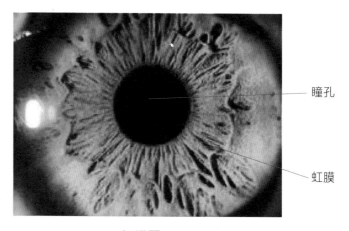

瞳孔

虹膜

· 虹膜图 ·

5 自动对焦的放大镜——晶状体

晶状体呈双凸透镜状，具有很好的弹性，由负责连接的悬韧带固定，悬挂在睫状体上。当肌肉伸缩时，就会牵拉韧带发生改变，让原本固定的"放大镜"发生变凸或变平的变化，就像照相机的镜头一样发生对焦作用，让我们看远看近不同位置的物体都能清楚。但是，当晶状体缺乏营养或者随着机能的减退，会使原本透明的晶状体变成乳白色，弹性也会降低，这就是临床上所说的白内障，最终影响视力。随着年龄的增长，由于眼

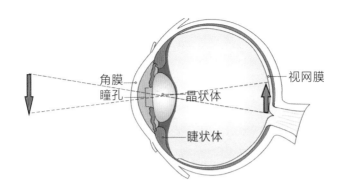

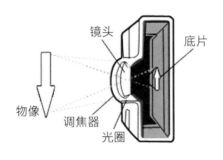

· 晶状体对比照相机成像 ·

内睫状肌的功能逐渐减退，晶状体弹性降低，会造成看
近时，即使睫状肌用力调节，晶状体也无法变凸，使
看近时物像不能准确落在视网膜上，而是落在视网膜后
方，就形成了我们常说的"老花眼"，它是一种生理现象。

6 果冻般的魔法球——玻璃体

玻璃体可不是玻璃做的哦，而是一个近似于无色透明、无血管、半固体、胶状的"果冻样魔法球"，约占眼球内腔的 4/5，支撑着整个眼球的内部结构。当玻璃体发生轻度混浊时，眼前就如同有蚊虫飞舞一样。严重时会出现黑影增多、闪光、视力被遮挡等现象，当出现上述症状时需及时就医。

7 彩色底片——视网膜

传统的胶片照相机需要底片才能冲洗出多彩的照片来，而视网膜就是眼睛的彩色感光底片，位于眼球壁的最内层，呈橘红色透明薄膜状，内含丰富的感光细胞、血管和神经，负责感光成像。其中央有一小块凹陷处，叫黄斑中心凹，此区无血管，却有大量的感光细胞，是视觉最敏锐的部位。若"彩色底片"视网膜出现任何问题，都会影响我们的视力，甚至致盲。

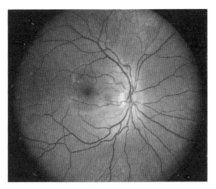

· 正常的眼底 ·

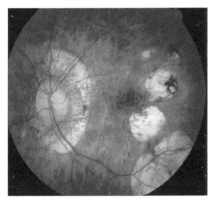

· 病变萎缩的眼底 ·

8 我们为什么有两只眼睛?

人之所以有两只眼睛，是因为两只眼睛能够为我们的视觉功能带来很大的好处。两只眼睛不仅能增加视觉的分辨率，扩大视野，消除单眼的生理盲点，同时提供了三维立体视觉，这是只有一只眼睛所无法实现的。

9 两只眼睛，谁是老大？

当我们双眼同时注视目标时，双眼的视觉贡献是不均等的，有一只眼睛会是"哥哥"，也就是主导眼，它会起主导作用，就好像大多数人习惯用右手写字一样，这是一种生理上的视觉选择，是我们在长期用眼习惯过程中慢慢积累形成的。配镜时要求双眼平衡，如果不能保证双眼平衡就要保证主导眼清晰，因为大脑会优先处理主导眼的图像，这样看东西很少有模糊感。

你想知道自己的双眼中，谁是"哥哥"吗？快来跟着下面的方法一起试一下吧！

- 在 3 米远处寻找一个较小的注视目标
- 两臂伸平，先分开，再慢慢靠拢，用双手拇指和食指围成一个三角形
- 从三角形中观察远处的目标，分别闭上左 / 右眼，能从三角形中观察到目标的眼睛就是你的主导眼，它就是眼睛"哥哥"

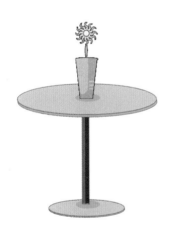

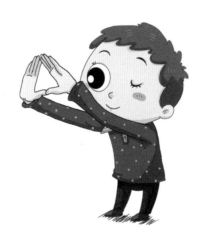

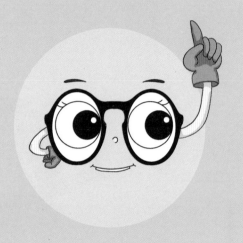

第二章

眼睛生病了

在说我们的眼睛为什么会生病而看不清时，要先了解一下正常的视力应该是多少。为什么有人说视力是4.9，有人说视力是0.8呢？孩子的视力从小到大会有变化吗？如何变化？

孩子刚出生时，眼球的前后径一般比较短，多为远视，视力发育也不健全。随着年龄的增长，眼球逐渐变长，远视度数慢慢减少，视力逐渐提高。

视力的测定有两种相对应的表达形式：一种是五分制法，由我国著名的眼科专家缪天荣在1958年设计而成，也就是4.9的说法；另一种是小数点法，为国际标准视力表，也就是0.8的说法。这里应用了两种不同的视力表，让读者可以知道两种视力表之间的转换。

一般来说4.9（0.8）或以上就是正常视力了，但对于孩子来说可不是这样。孩子有个正常视力的下限，爸爸妈妈要记清楚。

年龄	视力
3 岁	4.7（0.5）
4 岁	4.8（0.6）
5 岁	4.9（0.8 或者 0.7 及以上）

如果孩子视力低于上述标准，又或者双眼视力相差超过两行，家长就要密切关注，及时带孩子去医院做检查。

那么，孩子的视力出现问题会有哪些原因呢？

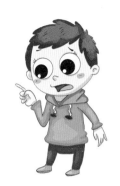

早发现早治疗
——先天性的眼病

比较常见的是儿童先天性白内障。严重的先天性白内障一旦发现，越早手术对孩子视力的影响越小。

先天性白内障是儿童失明和视力残疾的主要病因

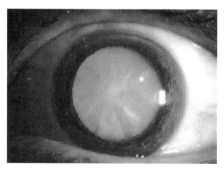

· 白内障图 ·

之一，通常出生时就会发生，因为白内障的遮挡，孩子的视力无法发育，但一般不会出现不适感觉，尤其是小一些的孩子，本身不会诉说病情，如果家长不细心观察孩子的一举一动，是很容易忽视孩子眼睛上的问题的。

因此家长要仔细观察孩子的一举一动，如果发现孩子视力明显减弱、生活能力下降、动作不协调，或者从外观上观察，如孩子出生时双眼球偏小或双眼大小不对称（差别过大），几月龄或一两岁时眼球无法自主转动，有时翻白眼或"对眼"时，家长要带孩子及时就诊。

先天性白内障唯一的治疗手段就是手术，手术虽然能去除混浊的晶体（即白内障），但并没有从视功能上提高视力。而提高视力才是治疗白内障的最终目的。因此，术后家长一定要更加重视对弱视的治疗。否则，即使是最成功的手术，也会导致终身低视力。

还有一些比如先天性青光眼、眼颤、视神经和视网膜病变等疾病，对视力的影响也很大。其他一些造成视力差的眼病，比如角膜炎或结膜炎都会伴随明显的眼部症状，像是眼睛红、分泌物多、畏光等，家长只要认真观察就很容易发觉。

二

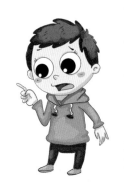

"斜眼、对眼"
不好看——斜视

　　我们俗称的"斜眼"，指两只眼睛不能同时注视一个目标。常见的有内斜视、外斜视，垂直斜视相对较少，主要因遗传、支配眼球运动的眼外肌力量不平衡因素导致。斜视不仅仅影响孩子的外貌，还会导致视觉功能的损伤，比如不能用两只眼睛同时注视一个目标，会导致看东西没有立体感；即使两只眼睛都在看，但两只眼睛看到的影像互相影响，出现复视、视混淆；有一只眼睛偷懒，没有在看，就会出现弱视。

　　远视的人容易发生内斜视，这种内斜视与调节、集合有关。因为远视眼的眼轴相对较短，为了让落在视网膜后的物像落在视网膜上，就必须使用过多的调节来增加屈光力。而远视的人在未进行屈光矫正时，为了获得清晰的视力，在远距离工作时就已经开始使用调节了，在近距离工作时则使用更多的调节，而过度的调节常伴随过度的集合，这样就会产生内斜视。

近视的人在看近处时，眼睛是不用或较少使用调节的，所以集合的功能相对减弱，故容易引起外斜视。

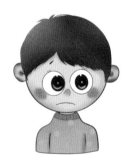
·内斜视·

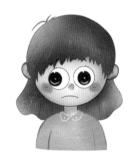
·外斜视·

临床上经常会遇到一种情况，许多家长发现自己的孩子是"对眼"，到医院要求治疗。但是检查后，被医生告知，孩子没有内斜视。这种外观看有斜视，实际上没有内斜视的情况是孩子存在"内眦赘皮"，它是最多见的一种假性内斜视。是因为眼内眦部（内眼角）的

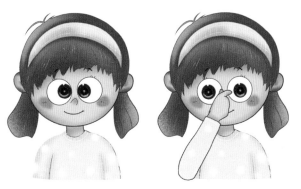

捏起内眼角

· 假性内斜视 ·

赘皮遮盖了内眦部，以至于鼻侧巩膜暴露的比颞侧少，同时由于孩子的鼻根部较宽，所以外观上给人一种"对眼"的感觉。可以捏起鼻根部的皮肤，鼻侧的巩膜暴露的多了，瞬间就会发现孩子没有斜视了。随着生长发育的完成，假性内斜视会逐渐消失的，所以无需治疗。

斜视的儿童同样需要医学检查进行确诊，诊断方法包括：视功能检查、屈光检查、眼位和斜视角检查、眼球运动等，这些需由专业特检师或验光师通过仪器（比如综合验光仪、同视机等）来检测。最终，针对引起斜视的原因，通过戴眼镜纠正偏斜眼位或手术治疗进行矫治。

二

一只眼睛偷懒了
——弱视

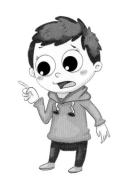

　　弱视是因单眼或双眼的最佳矫正视力低于相应年龄正常儿童的视力，而眼睛没有其他器质性疾病的症状。儿童在视觉发育期内，由于单眼斜视，两只眼睛屈光度数相差大，或者高度的近视、远视、散光，以及各种因素造成的不能正常看东西的状况，都会造成弱视。8岁以上的儿童视觉发育已近成熟，一般不会发生弱视。

　　根据视力的好坏，弱视分为轻度（0.8~0.6），中度（0.5~0.2），重度（低于0.1）。弱视儿童的治疗尤为重要，抓住时机，发现越早、治疗越及时，愈后越好。在视觉发育的关键期（3月龄~3岁）和敏感期（3~10岁）

以内，及时矫正屈光不正、屈光参差、斜视及去除视觉剥夺因素（先天或后天因素导致外界物体不能正常成像在视网膜上）是预防弱视发生的根本办法。

弱视的治疗效果与年龄及固视性质有关，**5~6岁较佳**，8岁后较差。固视性质可以理解为打靶，黄斑中心凹反光点对应在靶心处（十环）。光线进入眼内，聚焦在黄斑中心凹，就是中心固视；未聚焦在黄斑中心凹，而在其他部位就是旁中心固视。因此，如果家长发现孩子的视力或者眼睛的屈光度异常、斜视，或者当检查室的照明度、视力检测距离恒定的情况下，观察视标时出现左右视标叠加或混淆时，家长一定要及时带孩子就诊。

小案例

10岁的萱萱是个活泼好动的小姑娘，她戴眼镜的历史可长了。在她4岁的时候，妈妈发现萱萱看人的眼神不对，好像个小对眼，赶紧带她去医院检查。结果发现，萱萱的右眼视力4.9正常，但是左眼视力只有4.2，而且是内斜视；用1%阿托品凝胶散瞳检查后发现，萱萱右眼远视300度，左眼远视600度。左眼戴镜视力4.3，不戴镜4.2，是个高度远视、调节性内斜视的弱视。

这种斜视不用手术，戴上眼镜进行弱视治疗就可以了。在妈妈爸爸还有萱萱的全力配合下，两年之后小萱萱的弱视治好并且眼睛也不斜了，戴上眼镜双眼视力都达到5.0，但是医生说还要继续戴眼镜，因为远视眼容易视疲劳，斜视也容易反复，每年还要检查一次。不过每次重新配镜，远视度数越来越小！

方法

弱视矫正方法

被动治疗：遮盖法、弱视压抑膜。

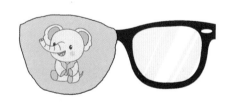

·弱视遮盖治疗眼镜·

弱视矫正方法

主动治疗：光刺激

● 黄斑刺激——红闪增视

根据视网膜的解剖生理设计。视网膜视细胞中的视杆细胞对光谱中的红色光（波长620~700nm）极不敏感，但视锥细胞对红色光很敏感，而黄斑中心凹仅有视锥细胞，因此用带红光源的电子闪烁仪来刺激黄斑区，从而激发提高黄斑中心凹的视觉功能。

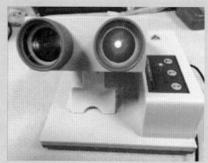

● 视网膜刺激——后像增视

用后像镜上的黑色圆盘保护黄斑中心凹，用强光炫耀包括旁中心注视区在内的视网膜，使之产生抑制。然后在室内闪烁灯下训练，提高弱视眼黄斑功能。

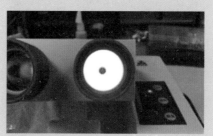

● 瞬时海丁格式刷效应——Hadinger 光刷

受检者通过一块旋转的蓝色偏光玻璃板注视强光时，可以持续看到刷状效应，这种光刷效应只出现在视网膜黄斑中央凹上，利用旋转的"光刷"刺激黄斑的抑制，达到治疗弱视及纠正偏心固视的目的。

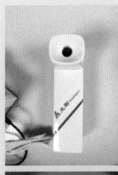

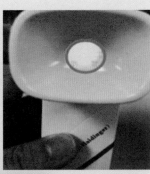

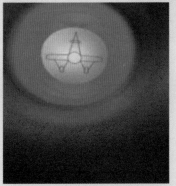

四

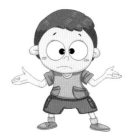

真的看不清了——屈光不正

1 近视

　　近视的发生发展一般与遗传及环境因素（户外运动时间、近距离用眼时间等）关系密切。遗传因素，比如爸爸妈妈都是近视，小朋友的近视概率会增加50%；**环境因素**，爸爸妈妈不是近视，但是小朋友很少在白天做户外活动，看手机、电脑等近距离用眼太多，或者不好的用眼习惯都会促使小朋友成为近视，且近视不断发展。

　　近视的表现是看远处不清楚，但是看近处还好。近视眼的眼轴一般都会增长。

10岁的轩轩是个爱看书的小男生。轩轩二年级下学期，爸爸发现轩轩看电视总喜欢眯着眼睛，不让眯眼就歪着头，还总爱揉眼睛，说眼睛累。学习成绩也有所下降，走路低着头不愿意和人打招呼。到医院散瞳检查，发现已经近视200度，眼轴也增长了。医生说，近视的发生发展和不良的用眼习惯密切相关，不好好保护每年得长100多度近视！自此，爸爸妈妈除了让轩轩戴镜外，经常陪着他出去活动，努力增加白天户外活动的时间；晚上每看书学习1小时就让他看远10分钟。轩轩也很配合，用心纠正自己不良的看书、写字姿势。四年级的时候近视长到了250度，不过好在没有一年增长100度。户外活动要保持啊！

2 远视

远视眼的眼轴短，远处的物体经过眼睛的屈光系统（角膜、房水、晶状体、玻璃体）后不能正好落在视网膜上，而是聚焦在了视网膜后，在视网膜上形成模糊

的虚像，因此，远视眼的人看远看近都不清楚。当远视
度数较低时，可以利用调节能力，将光线聚焦在视网膜
上来看清东西。但是由于频繁地过度调节，眼睛的疲劳
症状就会比较明显。

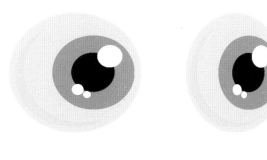

近视（长圆）　　　　　　　远视（扁圆）

大部分孩子出生时都处于远视状态，3 岁时一般存
在 300 度左右的远视，5 岁时会有 200 度左右的远视，
这些叫做远视储备。到 6 岁左右，会慢慢变为正视眼。
所以，越早地保护孩子的远视储备，近视的发生率就会
降低。

3 散光

散光一般来说是由于角膜或者晶状体不平造成的，就好像篮球变成了橄榄球。正常情况下，眼球像篮球一样，圆圆的；散光的情况下，眼球就像个橄榄球，陡度不一致，光线进入眼睛后不能聚焦成一个点，而是呈弥散的斑。大部分散光都伴随着近视或者远视，视物常伴随重影现象。小度数的散光，视力可能不受影响，但是不矫正容易视疲劳；大度数的散光看远看近视力都会受到影响，还可能造成弱视。

在大多数情况下，散光是与生俱来的，在儿童生长发育的过程中变化不大。有散光的孩子可表现出视力减退，喜欢用眯眼、斜颈等方法进行自我矫正，持续的调节紧张就会引起视疲劳。

五

先辨真假
再治疗——假性近视

小案例

小明最近上课总是摇头晃脑、挤眉弄眼，学习成绩也直线下降。这些表现不得不使老师找到了小明的妈妈。

老师："小明妈妈，小明最近学习很不踏实。上课晃来晃去，还总是做鬼脸。"

小明妈妈："原来是这样，难怪他在家做作业越来越慢。而且我也发现他在看电视时也会出现您说的这些情况，真没想到还在学校捣乱。"

小明委屈地辩解："我没有上课捣乱……那是因为我看不清楚！"

出现这种情况的时候，小明很可能说的是真话。因为歪头、眯眼睛这样的动作能够帮助孩子看得相对清楚一些，但是这些小动作可要不得。这时候，建议家长及时带孩子到医院检查视力。大部分青少年的视力差主要是屈光不正造成的。屈光不正就是我们通常说的近视、远视、散光，这三种情况都可以导致孩子看不清。所以当孩子出现了看东西歪头、眯眼睛这些情况时要引起家长重视，及时进行检查和科学矫正。

当然还有一种情况叫假性近视。顾名思义，假性近视不是真的近视了。假性近视是由于近距离用眼过多，使负责调节晶状体的肌肉——睫状肌痉挛了，眼睛里的晶状体变凸不能迅速恢复，而造成的一过性的视力差，我们可以通过散瞳来区分真性近视和假性近视。

那么假性近视如何恢复呢？最简单有效的方法就是使用睫状肌麻痹剂，也就是"散瞳"，假性近视就治好了！一般需要通过散瞳药或者长时间休息才能恢复正常。但是家长要特别注意的是，假性近视来了，真性近视也就不远了。当然，如果散瞳验光时发现有近视存在的话，那就是真性近视了。

六

被忽视的真相
——心理健康

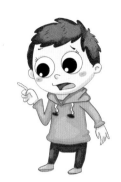

视力还可能受到心理健康的影响，有心理问题或者感到被忽视的孩子可能会通过"看不见"来引起家长的重视。

小案例

妞妞是个刚上一年级的乖乖女，最近总说看不清黑板。散瞳验光后发现有一点近视，但是戴上眼镜后她还说看不清，多次检查视力波动很大，一会儿看得清一会儿看不清。家里人很担心，眼前节、眼底、视神经、核磁、CT等各种检查做了个遍，但是没有发现更多的异常。到底怎么回事？在一次检查时，妞妞全家都来了，细心的医生发现姐姐原来有个小弟弟，而爸爸妈妈更关注哭闹的小弟弟。医生与家长沟通后，再次检查时发现姐姐明显活泼了很多，戴镜视力也正常了。

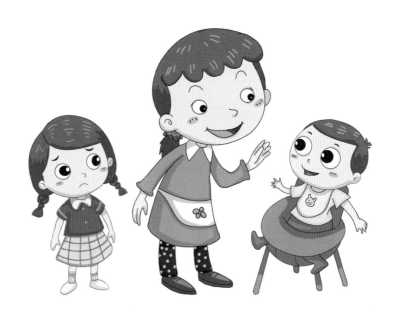

七

罕见情况
——全身性疾病

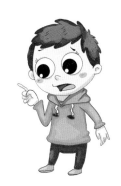

　　一些全身性的疾病也会影响视力，比如白化病。眼睛在发育过程中需要"暗室"，而黑色素形成了"暗室"。白化病患者是先天性黑色素缺失，一般对视力会有较大的影响。

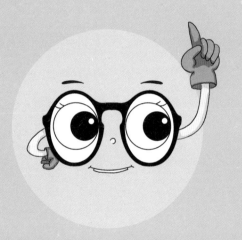

第三章

家长的担忧——近视防控的误区

1 孩子近视了，一定要戴眼镜吗？

近视是一种屈光不正，需要通过矫正来获得清晰的成像，也就是看清东西。**孩子应该每半年到正规眼科医院或视光中心检查眼睛。**如果是非进展性的近视，那么可以佩戴框架眼镜，但是对于进展性近视就要去寻找原因了，找到适合的方法（角膜塑形镜、低浓度阿托品滴眼液等）去控制其发展，以免发展为高度近视。也就是说要根据孩子眼睛结构、解剖和视觉功能的不同来选择合适的近视矫正方法。

但是，如果抱着顺其自然的态度，不加干预，只能得到不可逆的结果。

2 眼镜戴上可就摘不下来了，不能轻易戴？

不少家长给孩子配完眼镜后不愿意让孩子戴，生怕一旦戴习惯了眼镜就摘不掉了，其实这可是个大大的误区！孩子近视后，戴不戴眼镜都无法改变近视的事实，不戴眼镜并不意味着近视还会消失，模糊着看东西反而影响孩子上课学习，也容易导致近视快速进展，因此，家长们要"勇于直视"近视现实，莫要抵触框架眼镜。

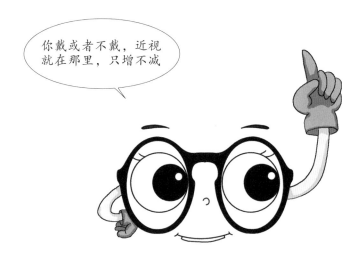

你戴或者不戴，近视就在那里，只增不减

3 散瞳对眼睛有坏处吗？

散瞳的实质是通过散瞳眼药水使睫状肌麻痹，将瞳孔扩大，这样眼睛处于放松调节的状态，可将主观验光变为客观验光，得到精确真实的验光度数，同时也就辨别出了真假性近视。

很多家长对散瞳这件事一直心存顾虑，担心散瞳会对孩子眼睛造成不好的影响，这里要说的是，这一想法完全是错误的。散瞳只是单纯地使睫状肌麻痹和瞳孔扩大，散瞳常见的所谓副作用是暂时的视力下降和怕光，极个别孩子会出现眼睛红、口干等症状，但这些症状不会持续很久，多喝水就可以了。

4 眼镜配好了，长期戴还是上课戴？

家长给孩子配完眼镜后，大多都不禁疑问，眼镜是应该总戴着，还是只在上课看黑板时戴呢？眼镜长期配戴是没有任何问题的，相比有近视却不戴眼镜，总在"朦胧"里看东西，戴眼镜对控制近视更有好处。如果孩子近视度数较低，100度以下，家长不愿意孩子总戴眼镜，可以选择让孩子写作业、看近处时不戴，平常上课时再佩戴；但若孩子度数在100度以上，眼镜可就应该一直戴着了。

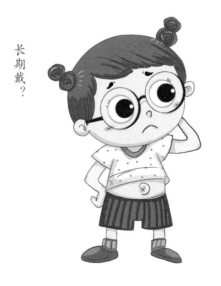

长期戴？

上课戴？

5 孩子配完眼镜，就一劳永逸了吗？

　　孩子配完眼镜后并非自此"高枕无忧"了，要知道，青少年时期近视变化普遍是比较快的，即使配戴了眼镜，度数仍旧可能继续增长，因此家长要定期带孩子去正规验配中心进行验光检查，**建议每半年检查一次**。如果检查发现度数增长较多，应该及时调整框架眼镜的度数，否则总戴着度数不合适的眼镜，看远处不够清楚，眼睛更容易疲劳，度数也更容易增长。

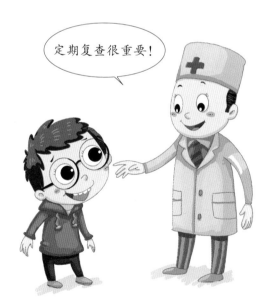

定期复查很重要！

孩子刚开始戴眼镜，稍有些头晕不舒服的现象很正常，孩子的适应能力普遍都比较强，给他们一两周的时间适应即可。如果头晕症状很明显，验光时验光师会根据情况适当减低度数，帮助孩子适应新眼镜。家长们需要注意的是，如果孩子由于头晕暂时配了不十分清楚的眼镜（戴镜视力低于0.8），待孩子适应眼镜度数后（一般是3个月），要及时领孩子重新验光，把近视矫正足，切不可一直佩戴不足够清楚的眼镜哦！

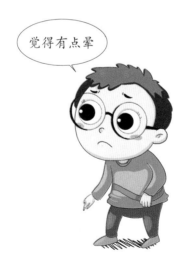

觉得有点晕

7 配镜度数不要太高，否则会增长更快？

　　青少年儿童配近视镜，推荐将度数配足，这样孩子视力更好，既能看得清楚，还能减轻眼睛的疲劳感，度数长得慢。相反，刻意降低度数，孩子视力不够好，眼睛总在努力调节，更容易疲劳，度数容易长得快。

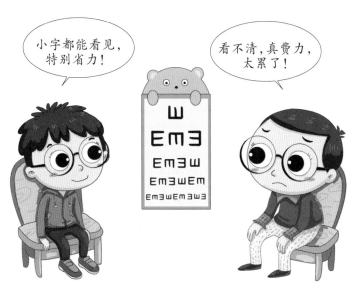

戴 200 度近视眼镜，视力 1.2 　　　　戴 150 度近视眼镜，视力 0.8

8 框架眼镜是眼睛变凸的"元凶"吗？

　　眼睛变凸这个锅，框架眼镜可不背！要找出元凶我们要先了解一个名词——眼轴。通俗地讲，眼轴就是眼球前后两端的距离。眼轴增长，近视度数就会加深，眼轴变长了，从外观上看就好像眼睛变凸变形了。另外，由于框架眼镜镜片有缩小物像的作用，戴着眼镜时眼睛看起来会小一点儿，摘掉眼镜再看就觉得眼睛变大变凸了，再加上看不清东西，双眼无神，自然容易把罪名加到框架眼镜身上，殊不知，您可真冤枉它啦！

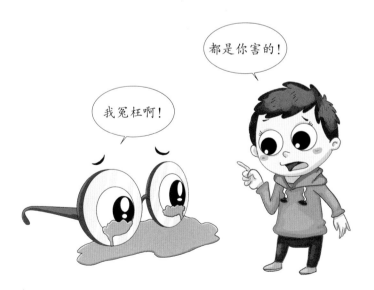

9 OK 镜能让度数降低吗？

面对孩子近视的快速进展，不少家长选择了 OK 镜来控制近视。佩戴 OK 镜的孩子，白天视力正常，用眼毫无压力，可这只是表象，并非近视度数就此永远消失了。OK 镜虽然能够可逆性地降低近视度数，暂时提高裸眼视力，但是一旦停戴几天，孩子的度数就会反弹回来，因此想要依靠 OK 镜治好近视是不现实的。

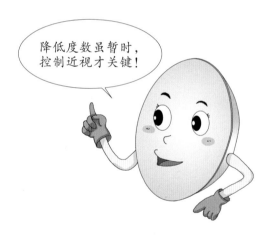

降低度数虽暂时，
控制近视才关键！

OK 镜不能治愈近视，因为近视本质上导致的是整个眼球结构和功能的变化，包括眼轴的延长，视网膜厚度的改变等。不过别灰心,OK 镜还有一个极大的优点——

相较于其他方法能够明显控制近视的进展。近视虽然不可治愈，但我们可以通过户外运动、OK 镜、健康科学用眼来控制其发展，让孩子拥有清晰光明的视界！

⑩ OK 镜为什么能控制近视呢？

角膜塑形镜，又称为 OK 镜，是一种硬性隐形眼镜，采用了逆几何设计。在配戴以后，通过负压抽吸的作用以及正压压迫的作用，将角膜正中变平坦，而周边角膜变陡峭，这样透过角膜正中的光线可以正好成像在眼底的视网膜上。

图例：
OK 镜
泪液
角膜

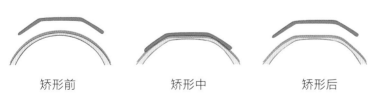

矫形前　　　　　　矫形中　　　　　　矫形后

· 配戴 OK 镜 ·

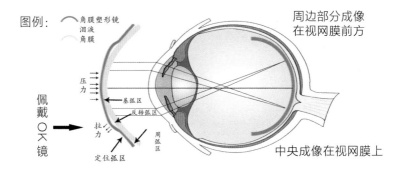

图例：角膜塑形镜
　　　　泪液
　　　　角膜

周边部分成像
在视网膜前方

佩戴OK镜

压力

基弧区
反转弧区

拉力

周弧区

定位弧区

中央成像在视网膜上

　　　夜晚佩戴 OK 镜，早上起床后将 OK 镜摘掉，角膜继续维持塑形后的形状，因此白天可以维持一个良好的裸眼视力，不用再佩戴框架眼镜。而因为角膜周边变陡峭，从角膜周边透来的光线可以成像在视网膜之前（近视性离焦），这样眼睛获得了一个不去增加眼轴的信号，通过这种机制可以控制眼轴的增长，进而控制近视发展的速度。

11 OK 镜控制近视效果好吗？

OK 镜，是一种特殊设计的夜间睡眠时佩戴的隐形眼镜，它能够达到白天不需佩戴框架眼镜就能获得清晰视觉的效果。长期佩戴可以起到延缓近视发展的作用，国内外多项研究均证实了 OK 镜对近视进展的控制作用，其可以延缓 40%~70% 的近视进展，是目前世界公认的对发展期青少年近视控制最为有效的方法。

12 把手机或平板电脑离远一点儿让孩子看，就不会近视了？

手机或平板电脑，图像变化快、屏幕相对小，孩子在玩的过程中用眼十分专注，眼睛持续紧张，眨眼变少。碍于屏幕大小和分辨率，所谓的"离远一点"最多也就十几厘米而已，稍有改善，但眼睛仍然处于紧张状态，持续动用调节，还是属于近距离用眼，不能让眼睛真正放松下来。想靠这种操作预防近视不靠谱哦。最好的方法还是少看或者不看手机或者平板电脑，到户外去亲近大自然吧。

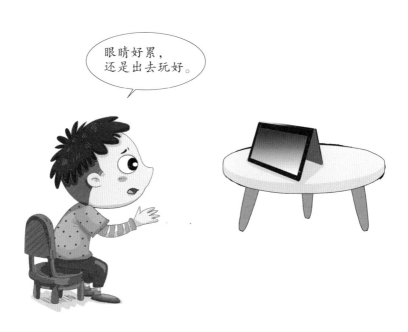

眼睛好累，
还是出去玩好。

13 iPad 比手机和电视好，不伤眼睛？

手机、平板电脑和电视，最伤眼睛的是手机，其次为平板电脑，电视的影响最小。这是因为屏幕越大，眼睛和屏幕的距离就会相对越远，眼睛受到的刺激相对小些。但是长时间盯着屏幕看，由于注意力集中，会造成眨眼的次数减少，使眼睛疲劳、视力下降。所以无论哪个，都不要长时间使用。

14 裸眼视力提升了，近视度数就降低了？

答案当然是否定的！真性近视一旦发生，以目前的医疗技术水平是无法治愈的，近视度数只会增加不会减少，针灸按摩等也不能降低度数。可有亲身经历的家长会说："我家孩子经过几个疗程的治疗，裸眼视力比原来提高了好几行呢！度数应该有下降吧！"事实是，裸眼视力和近视度数不是一对一的关系，即使裸眼视力暂时提高了一些，可一验光检查，度数还是长了，因此，科学用眼才是硬道理！

15 有些治疗机构宣称的近视眼治疗是真的吗？

随着青少年近视率的升高，很多人认为商机无限，大街上可见各种"治疗近视、轻松摘镜"之类的牌子，各种机构各显其能，广告词吸引眼球，让很多孩子近视的家长眼花缭乱，甚至盲从。

由于近视是多种因素造成的，常见的表现就是眼轴的延长，但是**眼轴延长的过程是不可逆的**。也就是说，一旦近视了，就是不可逆的。那么为什么有些家长说在一些机构里进行了他们的训练或治疗后，视力提高了

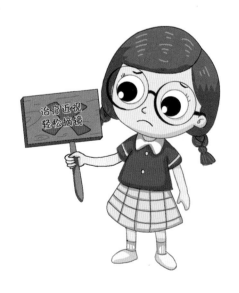

呢？这背后是什么原因呢？

最常见的"猫腻"隐藏在视力表上。正规医院使用的是标准对数视力表，对于测量距离，视标的大小、粗细的设定，高度的设定，照明强度都有科学的要求。

针灸按摩也是很常见的方式。实际上，闭眼按摩的同时可以使眼睛处于放松状态，达到缓解视疲劳的效果，对于一些处于调节性近视的孩子可能有一定的作用，就像眼保健操，就是通过中医穴位按摩的理论，来达到治疗调节性近视，即假性近视的目的。但是，如果孩子已经是真性近视，眼睛已经发生结构性改变，针灸按摩是不可能让眼睛恢复到正视的。

16 别让孩子做"健康"的独眼龙

很多小朋友在弱视治疗的后期，单眼视力都达到正常标准了，家长特别高兴，觉得漫长的治疗过程终于"结束"了。其实这并不是终点，因为很多小朋友并没有形成正常的双眼视功能。双眼的成像不能同时被大脑感知分析，并融合成单一完整的立体影像，就会形成单眼抑制，这就是"健康"的独眼龙。所以，儿童的弱视治疗任重而道远，还需要进行双眼视重建（视功能）的训练，形成真正健康的双眼视。

17 小孩戴墨镜好吗？

婴幼儿处于视觉发育的敏感期和黄金期，长时间的使用太阳镜会阻挡光学信号对视觉系统的刺激，不利于婴幼儿的正常视觉发育。所以，婴幼儿避免紫外线对眼部伤害的方法，主要依靠避免强照射时外出活动，可以利用太阳伞、遮阳帽等方式对孩子进行保护。

对于学龄儿童可以选择质量合格的儿童太阳镜，短时间佩戴，不以装饰为目的，要以阻挡有害紫外线为目标，使用的场景可以为海边、雪场等。如果太阳镜没有阻挡紫外线的功能，那么太阳镜颜色越深对眼睛伤害其实越大，因为它会让瞳孔更大，进入眼睛的有害紫外线也就越多。所以太阳镜的选择一定要以能防护紫外线为标准，而不是以颜色的深浅或款式的优劣为标准。

18 孩子长大做手术就把眼睛治好了，现在不用担心？

不少家长指望着孩子长大以后能做近视手术，实际上手术虽能够摘掉眼镜，但却不能治疗近视。近视发生不仅有视力的下降，还伴有眼睛结构的改变，度数

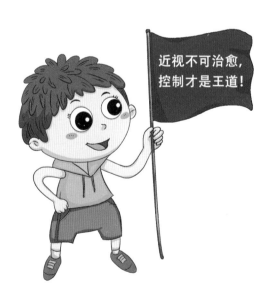

近视不可治愈，
控制才是王道！

越高改变越多，特别是高度近视引起眼病的概率更大。术后虽然视力好了，但是眼睛结构已经发生的变化却无法"回到最初"，健康隐患依然存在，所以防控近视增长才是最关键的！

19 高度近视的危害

当近视发展到 600 度以上时，叫高度近视，高度近视本身并不能致盲，但是由于高度近视的眼轴是持续发展的，就会产生很多相关的并发症，这些并发症大多为致盲眼病。

由于眼轴的增长，使眼球后部一直向后扩张，会形成后巩膜葡萄肿。伴随发生的是后极部的视网膜萎缩变性，度数进行性升高，视力逐渐下降。高度近视引起的玻璃体变性液化发生的较早，会导致明显的飞蚊症，影响视觉质量。此外，由于眼轴增长及后巩膜葡萄肿等因素的存在，高度近视的视网膜容易发生变性、裂孔，引起出血和视网膜脱离，严重影响视力。高度近视发生黄斑出血和视网膜下新生血管膜的风险比正常人高得多，它们引起的视力损伤大都是不可逆的。因此，高度近视的早期干预和预防非常重要。

20 孩子说"看得清"就真的没事儿吗？

在"是否看得清"这件事情上，家长切不可只听孩子的"一面之词"，要认真追究"看得清"的质量，

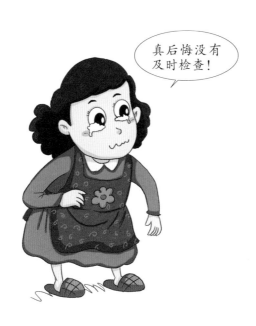

要知道，有些"看得清"是在孩子眯眼、歪头、找角度等情形下才"清楚"，出现这些不正常看东西的动作时，已经暗示着孩子"看不清"啦！另外，究竟清不清楚，咱们用事实说话，每半年带孩子进行一次正规验光检查，及时发现，尽早干预度数增长。

21 让孩子戴上蓝光眼镜再看手机，就万事大吉了？

人眼所看到的自然光线（白光）分别由红、橙、黄、绿、蓝、靛、紫组成，而蓝色属于色彩中不能再分解的三种基本颜色之一，对于电子屏幕显示非常重要，因此手机等具备电子屏幕的产品，其光源中所含蓝光成分较多，其中波长为 400~450nm 的蓝光为高能短波蓝光，其波长较短、穿透性较强，可以直接穿透人眼的正常组织到达视网膜，易对视网膜的色素上皮细胞和感光细胞造成损伤。

合格的防蓝光眼镜的功能是将有害的**高能短波蓝**

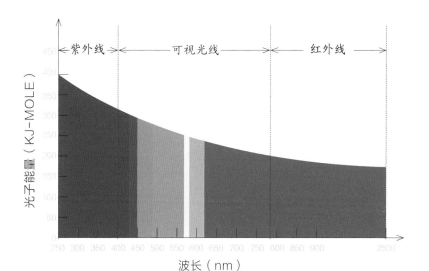

· 光子能量波长示意图 ·

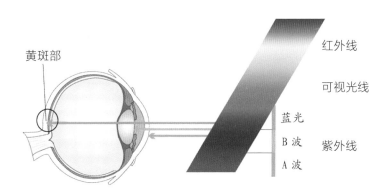

· 高能短波蓝光直达视网膜示意图 ·

光尽可能过滤掉，而其他波段的蓝光还要保留下来，以保证在维持正常色彩的情况下，把蓝光对人眼的损害降到最低。所以，所谓的防蓝光，就是防高能短波蓝光。

此外，波长 480~500nm 的"安全蓝光"会抑制褪黑色素的分泌，而褪黑色素是影响睡眠的一种重要激素，人的情绪、记忆力等也都与之相关。过度看手机会因干扰褪黑素的正常分泌而破坏孩子的正常生物节律，进而影响孩子的身心健康。所以，即使佩戴了合格的防蓝光眼镜，也并不是万事大吉，可以肆无忌惮地看电子产品了。

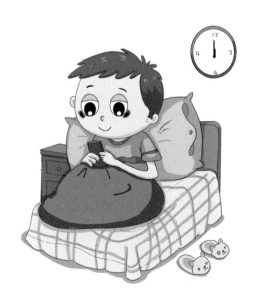

22 隐形眼镜比框架眼镜好吗？

框架眼镜的优点是方便、经济、安全。缺点是运动时不方便，而且外观上有部分人不能接受。

与框架眼镜相比，角膜接触镜（隐形眼镜）不会产生棱镜效应，对成像大小的影响较小，而且视野较大，不影响外观，特别适用于高度近视及屈光参差较大的患者。最终选哪个？哪个适合自己选哪个。

23 斜着看就是斜视吗？

歪头斜着看东西，是部分斜视患者为克服"复视"或"混淆视"而表现出来的异常姿势，眼科学上称之为"代偿头位"。但并非所有的"歪头"都与斜视有关。

除斜视外，歪头"斜着看"的常见原因还有：

- 眼球震颤患者，为"控制"震颤而采取的侧向注视；
- 两只眼睛视力差异较大，一般超过2行；
- 一眼或双眼存在较大散光；

这些情况均提示眼睛的结构或功能存在异常，往往是孩子早期视觉发育异常的重要信号，需要及时处理。

此外，当人注意力高度集中于某一特定对象时表现出的侧视，或专注思考时双眼下意识侧向"盯住"某一非特定位置的特征姿势，是一种正常的表现，称之为"凝视"。这种侧视的特点是方向不固定，正如通常所描述的"有时向左，有时向右，有时低头，有时仰头"，提醒后即可自行恢复正常，此种情况无需处理。

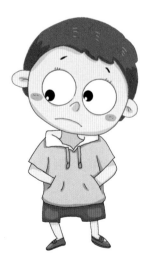

· 斜视患者的代偿头位 ·

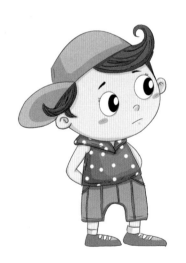

· 思考状态下的凝视 ·

很多人觉得都成年了，以后不管怎么用眼，眼睛发育会像身高那样"定型"，不长度数，实际还真不是这样。现在手机电脑很普及，成年人多是"低头族"，不少成年人因为过多过久看近处，发生了近视，有不少度数还逐年递增。所以，保护眼睛可不是小朋友的事，也不是只有在孩子小的时候，努力防治就好，防控近视是一条长期而且艰苦的道路。

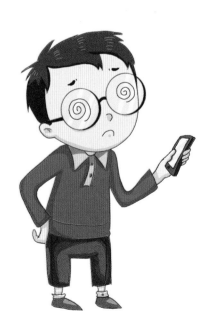

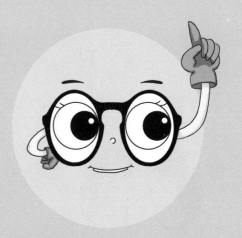

第四章

怎样才能不近视？
近视了怎么办？

1 预防近视最有效的方法是什么？

科学研究发现，充足的户外活动能够推迟近视发生。天气晴朗、光照良好的情况下，**每周 10 小时以上的户外活动可以抵消高强度看近的不良影响。**即使父母双方都近视，每周户外 10 小时以上对视力也有明显保护作用。所以，预防近视不能"宅"在家，每天两小时以上的户外活动就非常有用。"户外活动"不等同于"体育运动"，选择看远处多的就行，比如足球、棒球、跑步等运动就很不错，放风筝、散散步也可以。

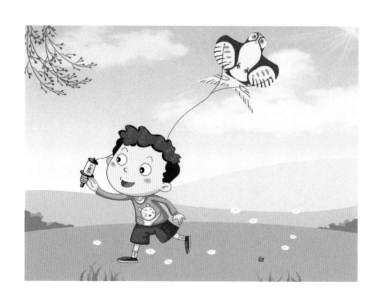

两小时也并非是连续的时长，课间休息，放下书本，到教室外走走或者远眺一下，也是不错的选择哦。

2 小朋友应该隔多久检查一次眼睛？除了度数还要查什么？

家长可以尽早教会孩子认视力表，在家中准备一张，定期给孩子查视力。平时多观察孩子的表现，一旦发现小朋友有歪头、仰头、侧头、眯眼、喜欢凑近看东西或者有畏光、喜欢揉眼等表现时，尽快到医疗机构检查。一般视力正常的孩子，推荐每半年到一年检查一次；已经近视的孩子，每3个月到半年一查。每次主要检查裸眼视力、屈光度、眼轴长度、眼底健康等，家长可以把每次检查的结果保留好，作为屈光发育档案。

对于婴幼儿、不会认视力表的孩子，家长更要注意观察。可以用颜色鲜艳的玩具逗宝宝，看看孩子视线会不会跟随玩具移动。孩子看东西的时候，可以试着分别用手遮盖左右眼，如果遮盖其中一只眼时孩子反应很大，表现出明显的厌恶和反感，而遮盖另一只眼则没有反应，也应该及时就诊。

3 在哪种照明条件下看书写作业好？

照明是用眼卫生不可或缺的环境因素，恰当的照明可以最大限度地减轻甚至避免视疲劳。良好的照明应该是整体照明和局部照明的有机结合。整体照明即看书写字所在空间（如书房）环境的照明，局部照明是指书本所在工作面的照明。白天充足而弥散的（而非阳光直射）自然光照环境无疑是看书写字的最佳环境，自然光照不足时则需借助灯光照明。光源可选择白炽灯泡，或色温 3300~5000K、显色指数不低于 82Ra、频闪低的LED 光源。环境照明可选择普通灯具，光照度以能分辨环境物体基本轮廓为宜，局部照明则宜选择护眼台灯，照度要求在 250~500lx 范围内可调，使用时放在主力手的对侧，如右手写字时放置于左侧，并避免灯光直接照射眼部。

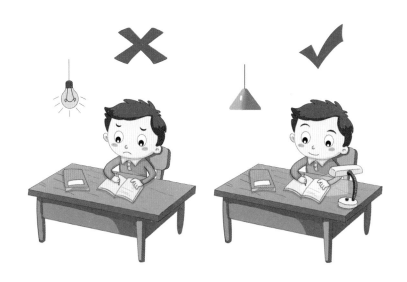

4 如何选择护眼灯？

　　护眼台灯的选择需重点考虑两个维度：一是频闪（以低为佳），二是亮度（以适度为宜）。检测频闪的简易方法是：打开手机拍摄模式，对着护眼灯光源，观察手机屏幕上是否出现频繁波动的黑色阴影，如果出现则说明频闪高，相反则说明频闪低，适合选用。

检验亮度的简易方法是：注视光源 10~20s，然后转头看墙，如果看到墙上出现光源的影子，则表明对于观看者而言灯光过亮，需要适当降低灯的功率，直至刚好不再出现光源影子为适度。

5 吃什么食物有利于眼健康？

眼睛是心灵的窗口，它对我们的生活起着无比重要的作用，那么吃什么食物对眼睛好呢？首先，我们强调营养摄取要均衡，偏食或过多的摄入糖和蛋白质，就会导致缺乏锌、钙、铬等元素，这些都不利于眼睛的健康。对于儿童青少年而言，更加强调要少喝碳酸饮料、少吃甜食，减少钙质的流失，防控近视的发展。

你知道吗？我们的眼睛更喜欢颜色鲜艳的食物。饮食中注意补充维生素 A，其中就包括视黄醇，它能参与视网膜内视紫红质的合成，主要存在于绿色和黄色的蔬菜及水果中，比如菠菜、韭菜、青椒、红薯、胡萝卜、南瓜、杏、芒果等。另外，在动物肝脏、鱼肝油、奶制品、蛋类中维生素 A 也很丰富。蓝莓和黑莓中的色素也能保护我们的视网膜细胞，避免老化和光照的伤害。但是动物肝脏本身含的毒素较多，所以不能够多吃。

6 睡眠少容易近视吗？

充足的睡眠对于儿童生长发育，包括眼睛的发育都是很重要的，每天 8 小时以上的睡眠可以保护孩子视力，减少近视发生。

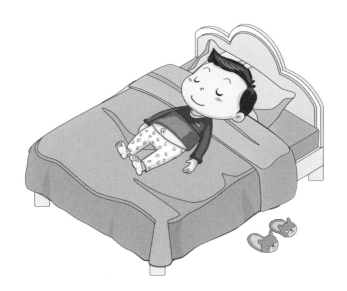

近视的发生与发展虽然与遗传有一定关系，比如父母都是高度近视，孩子近视的概率会提高50%，但是环境的因素也不容忽视。

正常情况下，婴幼儿出生不久都处于远视状态，随着生长发育，逐渐趋于正视，至学前基本达到正视，该过程称为"正视化"。若幼儿时期过早过多地看近处，就会把幼儿时期的远视度数用完，提前正视化。再加上学龄儿童的功课可能较多，户外活动较少，就会导致青少年时期近视的发生。

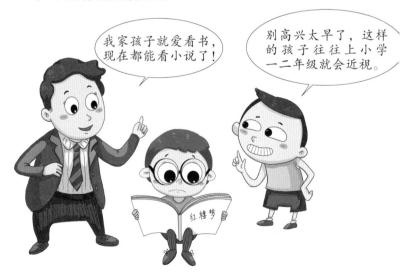

8 母亲怀孕时注意哪些才能避免孩子患先天性近视？

- 怀孕期间要避免去人员密集的公共场所，防止感冒发烧。身体不适要遵医嘱，不要随意用药。

- 饮食要均衡，摄入足够的维生素、微量元素等，或遵医嘱服用孕妇专用的营养素。

- 怀孕期间避免物理、化学因素的影响，如做X线拍片，住新装修的房屋，去高热的桑拿室等。

9 渐渐看不清黑板了，需要到正规医院检查是真性近视还是假性近视

孩子刚上学时还能看见黑板，后来随着功课的增多，渐渐看黑板模糊了，这时候孩子有可能出现了近视。由于持续长时间看近，我们眼睛的睫状肌会出现肌肉痉挛的状态，出现看远模糊的现象。到正规医院检查时，医生会开一种治疗肌肉痉挛的药，这种药可以缓解肌肉痉挛的现象，还可以散大瞳孔，就是我们常说的散瞳药。点药后一些孩子肌肉痉挛的现象就缓解了，看远处就恢复正常能看清楚了。这说明孩子是由于近期看近处多引

起的假性近视，假性近视是不需要戴镜的。若长时间的假性近视，不进行治疗或直接戴上近视眼镜，假性近视就会变成真性近视了。所以近视一定要到正规医院检查，判断是真性近视还是假性近视，不要随便配镜。

10 做眼保健操有用吗？

眼保健操是根据中医推拿、经络理论，对眼部周围穴位进行按摩，改善血液循环，使眼内气血通畅，有消除眼部疲劳的作用，所以说眼保健操对缓解视力疲劳是有一定作用的。每个步骤眼部穴位要按准，按摩力度适中,按摩时间可以适当延长,每节4次,一次八个八拍。

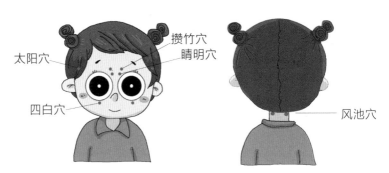

· 眼保健操穴位示意图 ·

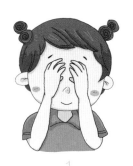

第一节　按揉攒竹穴

位置：眉头的凹陷处

方法：用双手大拇指的指腹分别按在两侧的攒竹穴上，其余手指自然放松，指尖抵在前额上。有节奏地按揉穴位。

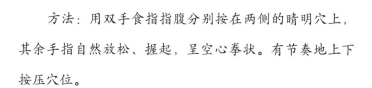

第二节　按压睛明穴

位置：内眼角上方一点的凹陷处

方法：用双手食指指腹分别按在两侧的睛明穴上，其余手指自然放松、握起，呈空心拳状。有节奏地上下按压穴位。

第三节　按揉四白穴

位置：瞳孔正下方，正好
　　　在下眼眶下面一点
　　　的凹陷处

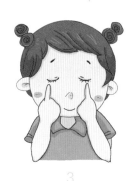

方法：用双手食指指腹分别按在两侧的四白穴上，其他手指缩回呈握拳状，大拇指抵在下颌凹陷处，其余手指自然放松、握起，呈空心拳状。有节奏地按揉穴位。

第四节　按揉太阳穴刮上眼眶

位置：眉尾与外眼角中间，
　　　向后约一横指的凹
　　　陷处

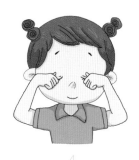

方法：用双手大拇指的指腹分别按在两侧太阳穴上，其余手指自然放松、弯曲。先用大拇指按揉太阳穴。然后，大拇指不动，用双手食指的第二个关节内侧，稍加用力从眉头刮至眉梢。

第五节　按揉风池穴

位置：后颈部，两条大筋
　　　外缘凹陷中，与耳
　　　垂齐平，按时有酸
　　　痛感

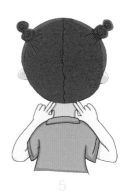

5

方法：用双手食指和中指指腹分别按在两侧风池穴
上，其余三指自然放松。有节奏地按揉穴位。

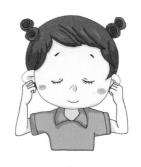

第六节　揉捏耳垂脚趾抓地

6

方法：用双手大拇指和食指的指腹捏住耳垂正中的
位置，其余三指自然并拢弯曲。用大拇指和食指有节奏
地揉捏穴位，同时用双脚全部脚趾做抓地运动。

眼离一尺，看书、写字，两眼与书本保持一尺的距离。

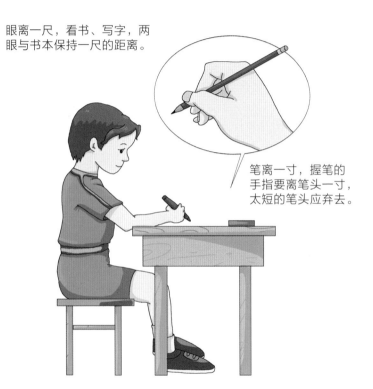

笔离一寸，握笔的手指要离笔头一寸，太短的笔头应弃去。

胸离一拳，看书、写字时人都要坐正，胸部与书桌保持一拳的距离。

注意

● 读书写字姿势要端正，保持眼睛与书本距离为 33~35 厘米（一尺）、胸前与桌子距离应约一拳、握笔的手指与笔尖距离应在 3 厘米左右（一寸）；

- 不歪头或躺着看书，不走路看书，不在晃动的车船上看书；

- 不要在光线过强或过暗的环境下看书、写字；

- 看近处 45 分钟后，要休息 10 分钟看远处；

- 认真做眼保健操，做到穴位准确、手法正确、力度适当;

- 睡眠要充足，保证眼睛得到充分休息。小学生每天睡眠 10 小时，初中学生 9 小时，高中学生 8 小时；

- 饮食要均衡，不挑食、不偏食；

- 多到户外活动。

12 有药物能治疗近视吗？

近视是不可逆转的，目前没有药物能治疗近视。

低浓度阿托品（0.01%）可以有效延缓儿童近视的发展。它的优点是很方便，每晚睡前点一次即可。阿托品滴眼液能使 6~12 岁的儿童青少年的近视增长率平均减缓 40%~50%。长期使用阿托品可能有少部分人会出现畏光、看近处困难、过敏性结膜炎等不良反应。

13 缓解视疲劳的眼药水如何挑选?

面对市场上品种繁多的各类抗疲劳眼药水,笔者想说的是,如果只是在阅读疲劳后觉得眼睛干涩,可以考虑适当用一些来缓解,但是不能从根本上解决眼睛疲劳的问题。选择眼药水时把握的原则是:**必须不能含防腐剂,不是抗生素或激素,产品成分明确。**

孩子引起视疲劳的最主要原因是用眼过度,无论是看的时间久了还是长时间看不清楚了,自然就会觉得很累,这个时候需要的是休息和放松,可以用没有防腐剂的人工泪液眼药水,但是最重要的还是带孩子多进行户外活动。

14 近视度数为什么一直长?

近视度数之所以一直增长,与几个方面的因素有关。首先要明确,近视度数一直长,并不是因为戴上眼镜造成的,而恰恰是因为没有戴合适度数的眼镜,使眼内肌肉长期处于调节紧张状态造成的。青少年的眼睛调节能力相对较强，在佩戴度数不合适的眼镜时，会引起视疲劳，造成近视度数越来越大。同时由于青少年处于发育阶段，眼球会随着年龄增长而变化，眼轴会变长，近视度数会慢慢升高。此外还与不正确的用眼习惯，长期视疲劳有关。一般到 18 岁左右，近视才会基本稳定下来。

15 关于隐形眼镜的一些事

目前隐形眼镜有两种，软镜和硬镜。

软镜的验配比较简单，材料分为水凝胶和硅水凝胶两大类。由于软镜容易产生蛋白等镜片沉淀物，故佩戴不当常引起巨乳头结膜炎、角膜炎等并发症。

硬镜一般是指硬性透氧性接触镜（RGP），由质地较硬的疏水材料制成，透氧性较高。特点为抗蛋白沉淀，光学成像质量佳，由于硬镜和角膜之间有一层"泪液镜"，故矫正散光效果较好。但是其验配较复杂，适用于长期佩戴软镜出现角膜缺氧并发症者、圆锥角膜和角膜瘢痕等所致的高度不规则散光等患者。

OK 镜（角膜塑形镜）为使用特殊设计的高透氧硬镜，通过镜片的负压抽吸作用及正压压迫作用压平角膜中央形状，起到暂时降低近视度数的作用。

硬镜佩戴的关键是需要在医疗机构由专业人员进行规范验配！

隐形眼镜佩戴注意事项：

- 首次戴镜时间 2~4 小时，眼睛适应后可以逐渐延长佩戴时间，但是每天不要佩戴超过 10 小时，并且睡前一定要取出隐形眼镜；
- 摘戴前先洗手，保持指甲短且光滑，防止划伤镜片及细菌隐藏在指甲内；
- 镜片戴在眼内时只能滴用不含防腐剂的润眼液；
- 使用有效期内配套的镜片护理产品且每天更换护理液，一般护理液开封后保质期只有 3 个月；
- 隐形眼镜会在受到碰撞和用力挤压下发生破损，如发生镜片损坏或丢失后，应及时与验配医师联系；
- 禁用自来水、矿泉水及软性镜片护理液保养硬性隐形镜片；
- 镜片、镜盒、吸棒，须保存于干燥环境内，不可放在卫生间等潮湿的环境中，建议每 3 个月更换一次；

16 OK 镜那么好，适合哪些人戴？

OK 镜的佩戴最好符合以下要求：

除屈光不正外无其他眼部异常或疾病；环境条件及卫生条件能满足 OK 镜的佩戴要求；依从性好、遵医嘱、按时复查并按时更换镜片；年龄大于 8 岁，未成年人要在家长监护下使用；需要良好的裸眼视力，不接受框架眼镜及不能接受屈光手术的近视患者；角膜曲率在40~46D 之间，近视度数在 75~600 度，散光一般不大于200 度；近视度数发展较快的少年儿童。

● 镜片需要用手清洗，所以佩戴者的长指甲要剪掉磨平。必须保证每次在佩戴镜片前一定要反复揉搓镜片正反面，使用医用无菌蒸馏水，或者生理盐水冲洗；

● 戴镜第一天、一周、一个月复查；

- 佩戴者在护理镜片的时候如果发现镜片有划伤或破损，要停戴，到医院复查；

- 佩戴者平时不要用脏手揉眼睛，避免感染；

- 如果出现眼红、眼疼、畏光，必须先停戴，到医院复查，由医生判断是否继续佩戴；

17 配 OK 镜的流程

验配流程

① 进行系统的检查，包括裂隙灯眼前节检查、眼底照相，排除不适合验配 OK 镜的患者，测眼压、眼轴，查角膜内皮细胞数目、泪膜稳定性、水平视虹膜直径（HVID）及角膜地形图检查；

② 根据角膜地形图选择标准试戴镜片；

③ 裂隙灯下进行角膜荧光染色，采用静态、动态评估相结合进行评估，判断镜片度数是否合适；

④ 根据所选参数、品牌来书写订单。

屈光手术包括角膜屈光手术（准分子激光、飞秒激光）、眼内屈光手术和巩膜屈光手术。

目前，眼内屈光手术主要是有晶体眼的人工晶体植入（ICL）。它的优点是不用切削角膜组织，而且日后眼部如需要进行其他手术，ICL 是可以取出的。ICL 在眼内是感觉不到的，稳定的位置保证了它与眼睛可以一起协调正常运作。对于 200~2000 度的近视、600 度以下的散光、200~1000 度的远视它都能矫正。

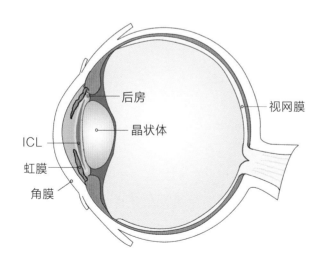

后巩膜加固术是一种用来阻止或缓解近视发展的手术，适用于近视度数在 800~1000 度以上，存在进行性眼底病变，并且每年增长 50~200 度的进展性近视患者。

近视手术怎么做？

治疗近视的手术方法有很多种，比较主流的激光手术主要有 Trans-PRK、准分子激光（LASIK）、全飞秒激光（SMILE）手术。三种方式的基本原理是相同的，都是在角膜上人为地制造一个凹透镜，相当于把近视眼镜的凹透镜转到了眼睛内，这样就能看清东西了。三者的区别就是切削的方式不一样。

Trans-PRK 是直接用准分子激光从最外层角膜向里面削，按预先设计的方案削到角膜的基质层。

LASIK 手术是用角膜刀制作角膜瓣后，用准分子激光切削基质层，之后再把角膜瓣盖回来。而半飞秒激光手术是在此基础上，改用飞秒激光制瓣代替角膜刀。

SMILE 手术，也就是全飞秒激光手术，不用制作角膜瓣，飞秒激光可以直接穿过外层角膜，直接切削中间的基质层，在角膜边缘处切一个 2mm 左右的小口，把切掉的部分，即近视的部分取出来即可。

不同的手术方式需要专业眼科医生根据患者具体情况进行选择。

LASIK 手术

● 需要使用角膜刀制瓣。

● 存在制瓣不均匀、纽扣瓣等风险。

● 对角膜神经损伤多，存在术后干眼的可能。

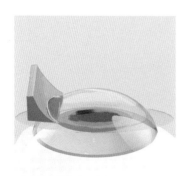

半飞秒激光手术

- 飞秒激光精确制瓣，角膜瓣均匀一致，厚度薄；但仍需要掀瓣。

- 依然需要准分子激光来切削角膜组织。

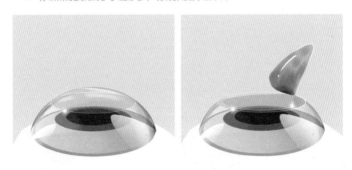

全飞秒激光手术

- 无需制作角膜瓣，剧烈运动不存在角膜瓣移位风险。

- 小切口取出精准的角膜基质透镜。周边角膜神经不受损伤，最大保持角膜生物力学。

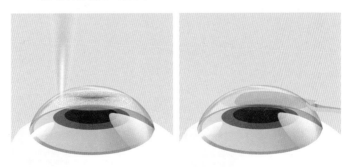

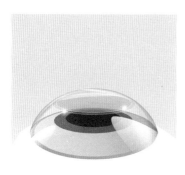

第一步：飞秒激光制作角膜瓣

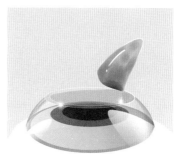

第二步：掀开角膜瓣

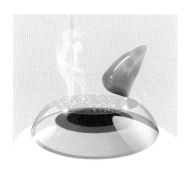

第三步：准分子激光扫描切削

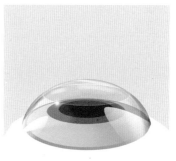

第四步：贴合角膜瓣

· 半飞秒激光手术过程 ·

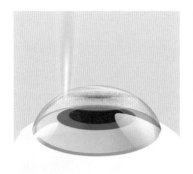

第一步：飞秒激光直接穿透外层角膜

第二步：直接切削中间的基质层

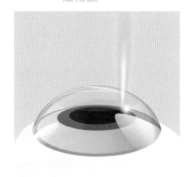

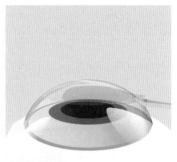

第三步：在角膜边缘处切一个2mm 左右的小口

第四步：将切削的部分取出

· 全飞秒激光手术过程 ·

半飞秒激光手术

角膜瓣
切口长 20mm

全飞秒激光手术

2mm 超微小切口
无瓣更微创

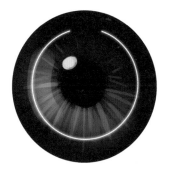
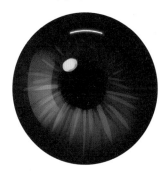

· 半飞秒与全飞秒激光手术的切口对比 ·

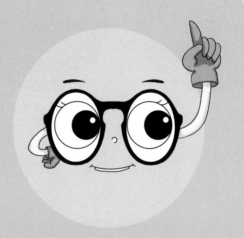

第五章

关于视觉功能和视觉训练

1 学习不好，也要找找眼睛的问题

你知道吗？我们学习的信息获取有 80% 来自于眼睛。从学习知识的角度来说，视觉的重要性大大超过其他知觉。当学习时，我们的眼睛至少得具备下面两个能力：一是清晰的视力，确保我们看得清楚；二是健康的双眼视觉，确保我们看得舒适、持久。这些是高效学习的基础。由此可见，学习能力与眼睛功能密切相关。如果孩子在学习时经常出现以下问题，比如**注意力不集**

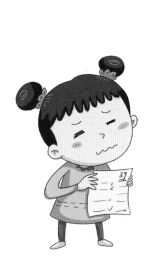

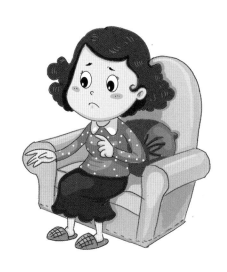

中、读写速度慢、学习效率低，甚至常常感觉眼睛疲劳、困乏、头痛等，并且因此造成学习成绩不理想，那么在排除大脑等组织器官疾病的同时，应该考虑到眼睛的问题。

2 为什么我是"小马虎"？

小案例

　　小丽是个细腻敏感的孩子，可是在妈妈的眼中，她却是个十足的"小马虎"。数学考试时，小丽总是看错题，不是把加号看成了减号，就是把3看成了5；语文课上老师让朗读课文，小丽不是少读一个字就是多读一个词，要不就是读串行了。于是"认真！认真！"成了妈妈每天挂在嘴边的唠叨。

　　殊不知，有一种"马虎"不是"认真"就可以克服的。研究表明，当我们阅读和书写时，如果出现眼球运动功能异常，特别是追随、扫视功能异常时，就会出现不同程度的读写问题，比如抄写错误，阅读时丢字、落字、串行等，也就是我们经常说的"马虎现象"，而解决这个问题最有效的方法是针对性的视觉训练。视觉训练可以显著改善孩子的眼球运动功能，从而提高读写的效率和精准度，孩子读得快了看得准了，"马虎"问题自然就减少了。

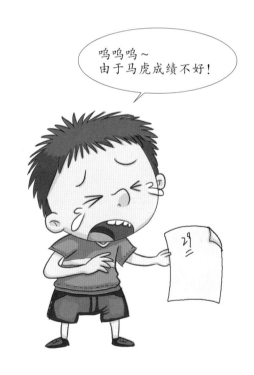

3 我的孩子有"多动症"吗?

林林刚上小学一个月,妈妈就不停地收到各科老师的"投诉",老师们一致认为林林有"多动症",建议家长尽快带孩子去医院就诊,理由是林林根本无法专注地上课。别的孩子在看书,林林在撕纸;别的孩子在写字,林林在玩笔,而且还在座位上扭来扭去,动静特别大,严重扰乱了课堂秩序。

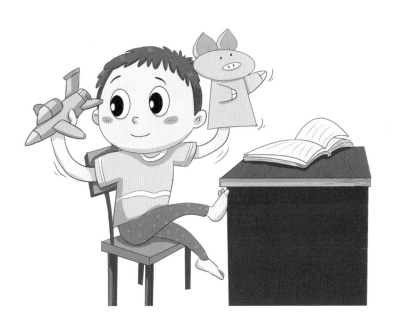

妈妈承认林林确实多动，可是林林也有专注的时候，比如听他喜欢的故事时，能安安静静听很长时间。难道多动就一定是"多动症"吗？

当然不是。事实上，林林的这些困扰是视功能异常儿童的典型行为表现。视功能异常包括双眼调节、聚散功能异常，这些异常会给孩子的阅读、学习带来极大的困难，他们如同背负着重担艰难行走，最终导致了行为或习惯的异常，有的孩子被戴上"多动症"的帽子。所以当家长发现自己的孩子有类似的情况时，一定要到专业的眼科医疗机构给孩子进行视功能方面的筛查，积极寻求解决方案。

4 打乒乓球真的对眼睛有好处吗？

乒乓球是我国的"国球"，经常打乒乓球对我们的眼睛也是益处多多哦。首先，打球时我们的双眼以球为目标，不停地在空间范围内调节运动，可以改善睫状

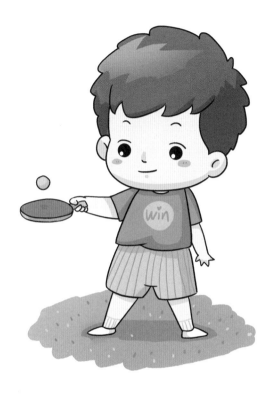

肌的紧张状态，使其有效地放松和收缩，极大地锻炼了
眼睛的调节灵敏度；其次，打球时我们的眼外肌也要不
断地活动，在不断地追随、定位球的过程中，眼睛的运
动融像功能、空间知觉功能也得到了有效的锻炼；再者，
打球时由于眼球内部的不断运动，眼部血液循环增强，

视神经机能提高，因而能消除或减轻眼睛疲劳，还能起到预防近视的作用。

5 眼睛也要做做广播体操

熟悉的音乐响起，又到了同学们做广播体操的时间，广播体操可以让我们的大脑和身体在紧张的学习之余得到有效的锻炼和放松，这样我们才能精力充沛地投入到接下来的学习中。那么疲劳了一天的眼睛是不是也应该做做广播体操呢，也许你会说，不就是眼保健操吗？但是我今天要说的可不是传统的眼保健操，而是真正让眼睛也运动起来的"眼睛广播体操"。跟着节拍一二三四、二二三四……我们一起做起来吧！

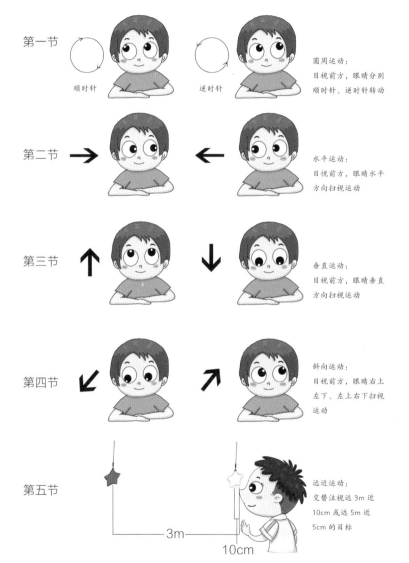

第一节   顺时针   逆时针   圆周运动：目视前方，眼睛分别顺时针、逆时针转动

第二节   水平运动：目视前方，眼睛水平方向扫视运动

第三节   垂直运动：目视前方，眼睛垂直方向扫视运动

第四节   斜向运动：目视前方，眼睛右上左下、左上右下扫视运动

第五节   3m   10cm   远近运动：交替注视远 3m 近 10cm 或远 5m 近 5cm 的目标

6 周末，让我们去放风筝吧

"儿童散学归来早，忙趁东风放纸鸢"，自古以来，放风筝都是孩子们最喜欢的游戏之一。在阳光明媚的天气里放风筝，不仅有助于孩子的身心健康，还可以有效地预防和减缓近视的发展。首先，放风筝是户外运动。研究表明，户外光照（非阳光直射）对近视有明确的抑制作用。尤其是学龄前儿童，户外运动是预防近视最简单、最直接的方式；其次，放风筝时孩子沐浴在阳光下，可以促进维生素 D 的合成，增强眼睛巩膜的韧性，减缓眼轴增长速度，有效地预防和减缓了近视的增长。此外，放风筝时孩子凝视远方，孩子的视线追随着风筝的方向越来越远，既锻炼了眼睛的运动能力，同时也有效地缓解了眼肌疲劳，起到预防和减缓近视发展的作用。所以趁阳光正好，让我们一起去放风筝吧。

7 练练"斗眼"好处多

"斗眼"专业名称是集合，是我们人眼在看近处时很重要的一项视觉功能。而集合功能不足，也就是不会"斗眼"，是双眼视功能异常中最常见也是发病率最高的疾病。据统计可达 3%~5%，患者常表现为阅读和近距离工作学习时一系列的视疲劳症状，比如眼胀、头疼，甚至恶心等。针对这样的人群，练练"斗眼"可以有效地缓解视疲劳症状、提高视觉效率。最简单常用的"斗眼"训练方法是"笔尖训练"，也可以自制"聚散球"和"集合卡"，借助这两种训练工具，训练效果会更好。另外，近视眼的孩子往往合并不同程度的外隐斜，更容易出现集合不足的问题，所以近视合并外隐斜的孩子学习之余练练"斗眼"，也可以有效地改善眼睛的疲劳、减缓近视的进展。

（1）笔尖训练

手持一支笔，笔尖与鼻根部高度基本保持一致，置于眼前 40cm 处，逐渐向眼前推进直至看到笔尖分开，如此反复，持续 5~10 分钟。

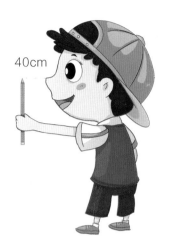

40cm

（2）聚散球训练

① 将绳子一端固定，另一端拿在手里，抵在鼻尖上；红球置于眼前 30cm 处，黄球置于眼前 60cm 处（见图 a）。

② 先看红球，正常情况下，黄球和绳子均会被感知为两个，绳子的交叉点位于红球上，即产生了生理性复视，看 5 秒（见图 b）。再看黄球，此时红球和绳子会被感知为两个，绳子的交叉点位于黄球上，看 5 秒（见图 c）。

③ 重复上述动作 10 次，再将红球移近 5cm，黄球位置不动，重复上述动作 10 次。

④ 继续移近红球，每次移近 5cm，每次移动后，重复上述动作 10 次，直到红球位于鼻尖前 2.5cm 处。

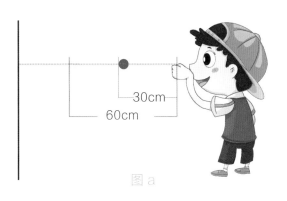

30cm
60cm

图 a

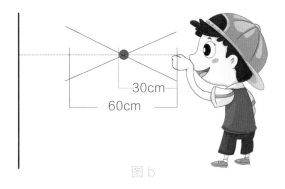

30cm
60cm

图 b

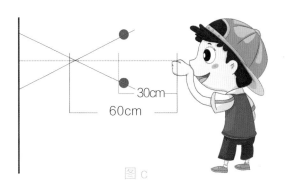

30cm
60cm

图 c

（3）集合卡练习

① 双手持卡片一端下缘，将卡片另一端抵在训练者鼻尖处，使卡上的小视标距离眼睛最近，且要求训练者下颌微微抬起（见图 a）。

② 先看卡上最远的大视标，此时训练者感到大视标为红绿相融合，而中视标和小视标均为红、绿各两个，且分布在左右两边（见图 b）。

③ 再看中间的红绿视标，感到中间的红绿视标相融合，而大、小视标仍为红、绿各两个，且分布在左右两边（见图 c）。

④ 看最小、离眼睛最近的红绿视标，感到小视标红绿相融合，而大、中视标仍为红、绿各两个，且分布在左右两边（见图 d）。

⑤ 交替注视大、中、小视标保持融合 5 秒，不同视标间交替注视各 10 次。

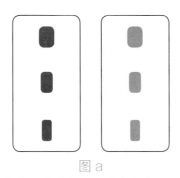

图 a

注：集合卡为双面图标，一面为红色，一面为绿色

注视远处时

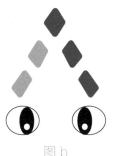

图 b

注视中间时

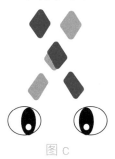

图 c

注视近处时

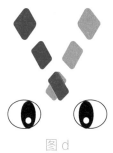

图 d

8 "火眼金睛"是如何炼成的？

我们都想拥有一双像孙悟空那样的"火眼金睛"，可以洞察千里之外。那么如何才能拥有一双"火眼金睛"呢？首先要有清晰、稳定的视力。一般来说，4 岁以上的儿童视力就应该达到 1.0 以上了，如果孩子视力低于正常同龄儿童的下限，一定要及时到专业的眼科医疗机构检查，及时戴镜，矫正影响视力的屈光不正。如果存在弱视，在戴镜的同时还要辅以针对性的训练。其次，要有良好的视觉功能，如果孩子出现双眼视功能方面的障碍，一般会伴随异常的行为习惯，比如注意力不集中、多动、运动不协调，等等，家长一定要及时发现并就诊，以免影响孩子的认知能力和学习能力。一般来说，大多数视觉功能障碍可通过视觉训练获得改善和恢复。视觉训练是通过训练双眼的调节功能、集合功能、眼球运动功能及双眼的协调性，从而提高双眼视觉系统的应用能力，达到舒适、协调使用双眼的目的。练就"七十二变"才能应对"八十一难"，希望每个孩子都能拥有一双"火眼金睛"，开心快乐地学习。